BEI GRIN MACHT SICH IHR WISSEN BEZAHLT

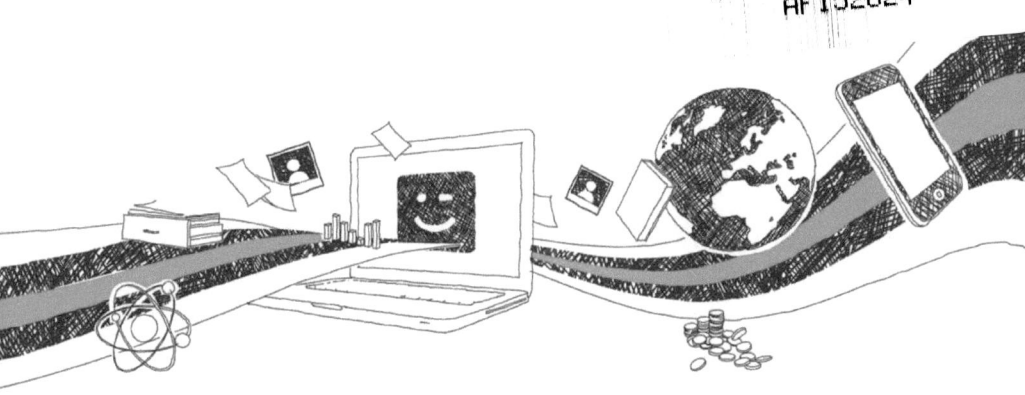

- Wir veröffentlichen Ihre Hausarbeit,
  Bachelor- und Masterarbeit

- Ihr eigenes eBook und Buch -
  weltweit in allen wichtigen Shops

- Verdienen Sie an jedem Verkauf

Jetzt bei www.GRIN.com hochladen und kostenlos publizieren

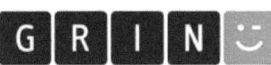

Jennifer Reeg

Grundlagen des deutschen Sozialversicherungssystems

GRIN Verlag

Bibliografische Information der Deutschen Nationalbibliothek:

Die Deutsche Bibliothek verzeichnet diese Publikation in der Deutschen National-
bibliografie; detaillierte bibliografische Daten sind im Internet über http://dnb.d-
nb.de/ abrufbar.

Dieses Werk sowie alle darin enthaltenen einzelnen Beiträge und Abbildungen
sind urheberrechtlich geschützt. Jede Verwertung, die nicht ausdrücklich vom
Urheberrechtsschutz zugelassen ist, bedarf der vorherigen Zustimmung des Verla-
ges. Das gilt insbesondere für Vervielfältigungen, Bearbeitungen, Übersetzungen,
Mikroverfilmungen, Auswertungen durch Datenbanken und für die Einspeicherung
und Verarbeitung in elektronische Systeme. Alle Rechte, auch die des auszugsweisen
Nachdrucks, der fotomechanischen Wiedergabe (einschließlich Mikrokopie) sowie
der Auswertung durch Datenbanken oder ähnliche Einrichtungen, vorbehalten.

Impressum:

Copyright © 2012 GRIN Verlag GmbH
Druck und Bindung: Books on Demand GmbH, Norderstedt Germany
ISBN: 978-3-656-28908-1

Dieses Buch bei GRIN:

http://www.grin.com/de/e-book/202860/grundlagen-des-deutschen-sozialversiche-
rungssystems

GRIN - Your knowledge has value

Der GRIN Verlag publiziert seit 1998 wissenschaftliche Arbeiten von Studenten, Hochschullehrern und anderen Akademikern als eBook und gedrucktes Buch. Die Verlagswebsite www.grin.com ist die ideale Plattform zur Veröffentlichung von Hausarbeiten, Abschlussarbeiten, wissenschaftlichen Aufsätzen, Dissertationen und Fachbüchern.

Besuchen Sie uns im Internet:

http://www.grin.com/

http://www.facebook.com/grincom

http://www.twitter.com/grin_com

Justus-Liebig-Universität Gießen

Fachbereich 09

Institut für Wirtschaftslehre des Haushalts und Verbrauchsforschung

Professur für Management personaler Versorgungsbetriebe

Grundlagen des deutschen Sozialversicherungssystems

Name: Jennifer Reeg

Gießen, 03.07.2012

Inhaltsverzeichnis

Abkürzungsverzeichnis

Abs. – Absatz

BKK – Betriebskrankenkasse

BMAS – Bundesministerium für Arbeit und Soziales

BMG – Bundesministerium für Gesundheit

BMJ – Bundesministerium der Justiz

DRV – Deutsche Rentenversicherung

GAV – Gesetzliche Arbeitslosenversicherung

GKV - Gesetzliche Krankenversicherung

GPV – Gesetzliche Pflegeversicherung

GRV – Gesetzliche Rentenversicherung

GUV – Gesetzliche Unfallversicherung

Jhd. – Jahrhundert

SGB - Sozialgesetzbuch

Abbildungsverzeichnis

II

1 Problemstellung

Das Sozialleistungsquote, also die „Sozialleistungen im Verhältnis zum Bruttoinlandprodukt" (Bundesministerium für Arbeit und Soziales (BMAS) 2011, S. 7) hat sich seit den 1960 er Jahren stetig nach oben entwickelt. Im Jahr 2010 lag die Quote bei ca. 30,4 %, wohingegen sie in den 1960er Jahren bei ca. 19 % und in den 1980 er Jahren bei ca. 25 % lag (BMAS 2011, S. 7).

Den größten Anteil der Quote machten im Jahr 2010 die gesetzliche Rentenversicherung mit 31,9 %, gefolgt von der gesetzlichen Krankenversicherung mit 24,1 % aus. Die gesetzliche Arbeitslosen-, Pflege- und Unfallversicherung hatten jeweils einen Anteil von unter 5 %. Der Rest entfällt auf andere Sozialleistungen, die nicht den Sozialversicherungen angehören (BMAS 2011, S. 5).

Anhand dieser Zahlen ist die Frage zu stellen, ob die fünf Sozialversicherungen in ihrer Funktion, wie wir sie heute kennen, auch in Zukunft noch tragbar sind. Um dies zu klären wird im Folgenden zunächst die Bismark`sche Sozialgesetzgebung des 19. Jahrhunderts (Jhd.) erläutert, um die Entstehung drei der fünf Sozialversicherungen nachvollziehen zu können. Anschließend soll die Struktur der deutschen Sozialversicherungen, einschließlich ihrer Finanzierung und Leistungen, dargestellt werden. Der folgende Punkt befasst sich mit den aktuellen Problemen der fünf Sozialversicherungen und deren Zukunftsfähigkeit. Abschließend wird im Fazit die Frage geklärt, ob die zuvor beschriebenen fünf Sozialversicherungen zukunftsfähig sind.

2 Bismarck`sche Sozialgesetzgebung

Zwar gab es bereits vor der Bismarck`schen Sozialgesetzgebung vereinzelte Versicherungssysteme die meistens einzelne Berufsgruppen absicherten, doch stellte der staatliche Eingriff Bismarcks in dieses System eine neue Dimension des Sozialstaates dar (Döring 2004, S. 113). Die Sozialgesetzgebung Bismarcks diente mehreren Zwecken. Zum Einen sollten durch das Verbot der Sozialdemokraten die sozialpolitischen Interessen weiterhin fortgeführt werden. Zum Anderen sollte durch die Gesetzgebung die Arbeiterschaft, welche den größten Anteil der deutschen Bevölkerung ausmachte beruhigt werden (Bellermann 2008, S. 51 und Döring 2004, S. 16).

Die 1883 eingeführte Krankenversicherung stellte eine Weiterentwicklung der bis dahin bestehenden Versicherungssysteme dar. Die Krankenversicherung wurde als Pflichtversicherung installiert und Familienangehörige konnten mitversichert werden. Die Beiträge wurden zu dieser Zeit zu zwei Dritteln vom Arbeitgeber und zu einem Drittel vom Arbeitnehmer bezahlt. Als Leistung erhielten die Versicherten eine freie medizinische Versorgung, sowie Krankengeld. Im Jahr 1884 wurde daraufhin das Unfallversicherungsgesetz verabschiedet, welches wie die Krankenversicherung eine Pflichtversicherung für die Arbeitnehmer darstellte und diesen im Falle eines Unfalles am Arbeitsplatzes absicherte. Die Versicherungsbeiträge wurden, im Gegensatz zur Krankenversicherung, in vollem Umfang von den Arbeitgebern bezahlt (Döring 2004, S. 20 f.). Im Jahr 1889 wurde die Invaliditäts- und Altersversicherung eingeführt, welche ebenfalls eine Pflichtversicherung darstellte. Diese sicherte die Angestellten im Alter und bei Invalidität ab (Deutsche Sozialversicherung Europavertretung (o.J.), online). Die Beiträge wurden jeweils zur Hälfte von Arbeitgeber und Arbeitnehmer bezahlt. Dieser Beitrag war nach Lohnklassen gestaffelt (Döring 2004, S. 22).

3 Struktur der Sozialversicherungen heute

Im Anschluss an die grundlegenden Sozialgesetze Bismarcks im 19. Jhd. gab es stetig Anpassungen und Veränderungen. So entstand eine heterogene Landschaft der Sozialversicherungen in Deutschland (Bellermann 2008, S. 79).

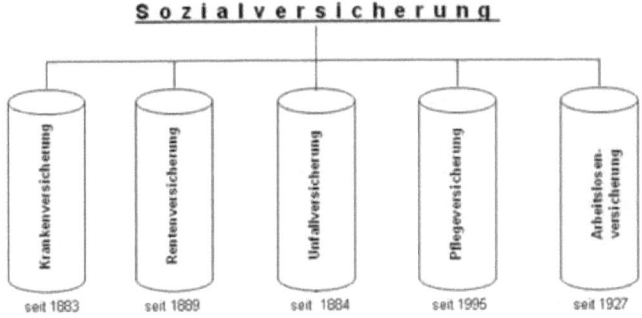

Abb. 1: Sozialversicherungen Deutschland
Quelle: modifiziert nach Unfallkasse Nord (o.J.), online

2

Die heutigen Sozialversicherungen umfassen die Kranken-, Unfall-, Renten-, Arbeitslosen- und Pflegeversicherung (Deutsche Sozialversicherung o.J.a, online). Sie funktionieren nach dem Umlageverfahren, das heißt, dass die Versicherungen keine Rücklagen bilden und dass die eingenommenen Mittel in kurzer Zeit an anderer Stelle wieder ausgeschüttet werden. Die Versicherten bauen sich keinen persönlichen Kapitalbestand auf (Deutsche Sozialversicherung o.J.b, online).

3.1 Gesetzliche Krankenversicherung (GKV)

Gesetzlich krankenversichert sind alle Arbeitnehmer, die mindestens 15 Stunden pro Woche beschäftigt sind und deren Einkommen im Rahmen der Versicherungspflichtgrenze von 4.237,50 Euro im Monat liegt (Bellermann 2008, S. 143 und Die Bundesregierung 2011, online). Die nichterwerbstätigen Familienangehörigen sind kostenlos mitversichert (Döring 2004, S. 60). Selbstständige und Erwerbstätige, mit einem Einkommen über der Versicherungspflichtgrenze, können sich freiwillig in der gesetzlichen Krankenkasse versichern (Deutsche Sozialversicherung Europavertretung o.J., online). Die Beiträge, welche vom Arbeitnehmer bezahlt werden, sind gestaffelt. Bis zu einem Verdienst von 400,00 Euro im Monat bezahlt der Arbeitgeber den vollen Betrag an die Krankenkasse (Bellermann 2008, S. 91). Die Beitragsbemessungsgrenze, also die Grenze ab der das darüber liegende Einkommen nicht mehr zur Beitragsberechnung berücksichtigt wird liegt im Jahr 2012 bei 3.825 Euro im gesamten Bundesgebiet (Die Bundesregierung 2011, online). Seit 1996 besteht die freie Kassenwahl, das heißt jeder Versicherte darf sich seine Krankenkasse selbst aussuchen. Zuvor betreute eine Krankenkasse oft nur bestimmte Berufszweige (Verbraucherzentrale Berlin 2007, online). Im Jahr 2006 waren ca. 85 % der deutschen Bevölkerung versichert (Bellermann 2008, S. 143).

Die GKV bietet umfassende Gesundheitsleistungen. Die wichtigsten Leistungen sind im Fünften Sozialgesetzbuch (SGB V) von § 27 - § 43 aufgeführt:

- Arztbesuche (Früherkennung, Vorsorge, Schwangerenvorsorge, Impfungen)
- Arznei- und Hilfsmittel (Prothesen, Medikamente, Krankengymnastik)
- Häusliche Krankenpflege (Haushaltshilfe, Pflege)
- Soziotherapie bei schweren psychischen Erkrankungen
- Krankenhausaufenthalte
- Hospizbehandlung
- Krankengeld

- Mutterschaftsleistungen (Medizinische Hilfe, Medikamente, Mutterschaftsgeld)

- Fahrtkosten

- Selbsthilfegruppen

- Medizinische Rehabilitation (Kuren, Schulungen)

Einige Leistungen müssen von den Versicherten teilweise mitfinanziert werden (Bellermann 2008, S. 144–147 und Bundesministerium der Justiz (BMJ) o.J.a, online). Im Jahr 2012 beträgt der Beitrag zur GKV 15,5 %, wovon 7,3 % vom Arbeitgeber bezahlt werden und 8,2 % vom Arbeitnehmer (Betriebskrankenkasse (BKK) 2012, online).

3.2 Gesetzliche Unfallversicherung (GUV)

Seit ihrer Gründung im Jahr 1884 wurden Kindergartenkindern, SchülerInnen und Studierenden und Menschen in Rehabilitationsmaßnahmen noch miteinbezogen. Mit ca. 11 Mrd. Euro jährlich ist sie die Ausgabenschwächste der Sozialversicherungen (Bellermann 2008, S. 177). Das Besondere an der GUV ist, dass bei einem Schadensfall die gesamten Leistungen aus einer Versicherung stammen, unabhängig davon, ob es sich um Krankenhauskosten, Pflegegeld oder Renten handelt (Bellermann 2008, S. 178).

Anders als bei der Krankenversicherung, sind in der Unfallversicherung nicht nur Angestellte, sondern auch „Arbeitslose, Kinder in Kindergärten, SchülerInnen, Studierende, Landwirte, Artisten und andere Selbstständige sowie deren Familienangehörige." (Bellermann 2008, S. 177) und ehrenamtlich Tätige versichert. Im Jahr 2006 waren ca. 75,2 Mio. Bundesbürger versichert. Versichert sind ausschließliche Unfälle und Erkrankungen, welche während oder durch die gruppenspezifischen Tätigkeiten, auf dem Weg zwischen der Wohnung und dem Ort der Tätigkeit oder bei Dienstwegen entstanden sind (Bellermann 2008, S. 177). Die wichtigsten Leistungen der GUV sind im Siebten Sozialgesetzbuch (SGB VII) aufgeführt. Sie umfassen:

- präventive Maßnahmen (Unfallverhütung),

- Heilbehandlungen (zahnärztlich und ärztlich, Hilfsmittel, Heilmittel, häusliche Krankenpflege und mehr),

- Leistungen zur Teilhabe am Arbeitsleben und der Gemeinschaft (Umschulungen, Lohnbeihilfen, Übergangsgeld),

- Pflegegeld,

- Verletztengeld,

4

- Renten (Verletztenrente, Rente für Hinterbliebene)

(Bellermann 2008, S.178 ff. und BMJ o.J.b, online).

Finanziert wird die GUV durch die Beiträge der Unternehmen. Die Beitragshöhen sind nach Risikowahrscheinlichkeiten abgestuft und „werden nach den Lohnsummen bemessen." (Bellermann 2008, S. 180). Durchschnittlich liegen die Beiträge bei ca. 1,3 % der Löhne (Unfallkassen und Berufsgenossenschaften o.J., online).

3.3 Gesetzliche Rentenversicherung (GRV)

Versicherungspflichtig sind alle Arbeitnehmer, Selbstständige, Menschen mit Behinderung die in anerkannten Behinderteneinrichtungen arbeiten sowie Arbeitslose. Im Ausland lebende Deutsche können sich freiwillig rentenversichern. Im Jahr 2004 waren so ungefähr 33,5 Mio. Menschen in der GRV versichert, ca. 30 Mio. davon pflichtversichert (Bellermann 2008, S. 163). Die GRV verfügt mit ca. 35 % der Sozialleistungsquote der Bundesrepublik Deutschland über den größten Anteil. Die Ausgaben betragen jährlich in etwa 240 Mrd. Euro (Bellermann 2008, S. 159). Finanziert wird die GRV durch einen Mix aus Zuschüssen des Bundes und Beiträgen der Arbeitnehmern und Arbeitgebern. Im Jahr 2012 liegt der Beitragssatz bei 19,6 % (Deutsche Rentenversicherung (DRV) 2012, online). Der Bundeszuschuss ist stetig angestiegen. Im Jahr 2005 lag er bei 33,0 %. Im Vergleich zu 1970 ist das ein Anstieg von ca. 13 % (Bellermann 2008, S. 173). Die Beitragsbemessungsgrenze liegt im Jahr 2012 bei 5.600 Euro monatlich in den alten Bundesländern und bei 4.800 Euro in den neuen Bundesländern (DRV o.J.b, online und Die Bundesregierung 2011, online). Anders als bei der GKV gibt es jedoch keine Versicherungspflichtgrenze (Bellermann 2008, S. 163).

Im Jahr 2005 nahmen 24,4 Mio. Menschen die Leistungen der GRV in Anspruch. (Bellermann 2008, S. 160). Ziel der GRV ist es, für die Versicherten eine Lebensstandardsicherung für das Alter herzustellen (Pilz 2004, S. 98). Das Prinzip der Rente funktioniert nach dem Äquivalenzprinzip, das heißt, dass sich die Höhe der Rente an der Höhe des Einkommens, der Einzahldauer und „rentenähnlichen Zeiten wie [der] Kindererziehung oder Ausbildung richtet." (Bellermann 2008, S. 159). Zur genauen Berechnung existiert eine Rentenformel. Diese setzt sich aus den persönlichen Entgeltpunkten welche durch die Zeit angesammelt werden, dem Rentenfaktor je nach Art der Rente unterschiedlich hoch, dem Zugangsfaktor der in der Regel bei 1,0 liegt und dem aktuellen Rentenwert (Bellermann 2008, S. 164 ff.), welcher im Jahr 2012 in den alten Bundesländern bei 27,47 Euro und den neuen Bundesländern bei 24,37 Euro liegt zusammen (Deutsche

Rentenversicherung (DRV) o.J.a, online). Die Rentenformel lautet: Persönliche Entgeltpunkte x Rentenfaktor x Zugangsfaktor x aktueller Rentenwert (Bellermann 2008, S. 165). Der Zugang zur Rente ist nicht nur ab dem gesetzlichen Renteneintrittsalter von 65 bzw. 67 Jahren möglich, sondern bereits zuvor, bei Erfüllung bestimmter Voraussetzungen oder durch Abschläge bei der Höhe der Rentenauszahlungen (DRV 2010, online). In der nachfolgenden Abbildung findet sich die Anzahl der jeweiligen Rentenarten, die 2005 in Anspruch genommen wurden.

Rentenart	Anzahl der Renten in Mio. (Jahr 2005)
Regelaltersrente	9,0
Altersrente für langjährig Versicherte	1,2
Altersrente für schwerbehinderte Menschen	1,2
Altersrente wegen Arbeitslosigkeit	2,2
Altersrente für Frauen	3,1
Rente wegen Erwerbsminderung	1,6
Witwen(r)rente	5,5
Waisenrente	0,4

Abb. 2: Gesetzliche Renten

Quelle: Eigene Darstellung nach Bellermann 2008, S. 161

Im SGB VI sind im §31 und §32 noch weitere Leistungen der GRV aufgeführt. Diese sind unter anderem Leistungen zur medizinischen Rehabilitation oder Leistungen zur Sicherung der Erwerbsfähigkeit (BMJ o.J.c, online).

3.4 Gesetzliche Arbeitslosenversicherung (GAV)

Die Gesetzliche Arbeitslosenversicherung wurde 1927 gegründet. Ab dem Jahr 1969 stand vermehrt die Arbeitsförderung im Fokus, indem auch Leistungen wie Weiterbildungen mit aufgenommen wurden. Heute ist die GAV im SGB II und SGB III beschrieben und festgehalten (Bellermann 2008, S. 123). Seit 2004 heißen die Arbeitsämter, Agenturen für Arbeit und die Bundesanstalt für Arbeit heißt seitdem Bundesagentur für Arbeit (Deutsche Sozialversicherung o.J.c, online). Ab dem Jahr 2005 wurde ein Teil der Arbeitslosenhilfeleistungen mit den Leistungen für Sozialhilfe zusammengelegt. Dies geschah in dem „vierten Gesetz über moderne Dienstleistungen am Arbeitsmarkt" (Bellermann 2008, S. 123) zu dem sogenannten „Hartz IV" (Bellermann 2008, S. 123).

6

Nach dem SGB III, dem Arbeitsförderungsgesetz sind alle Lohnabhängigen und Geringverdiener pflichtversichert, ausgenommen den Beamten. Die Beitragsbemessungsgröße liegt ebenfalls wie bei der GRV bei 5.600 bzw. 4800 Euro pro Monat und es besteht keine Versicherungspflichtgrenze. Nach dem SGB II, dem Gesetz für Grundsicherung für Arbeitslose, sind alle Erwerbslosen versichert die keinen Anspruch mehr auf Leistungen nach dem SGB III haben. Diese Leistungen sind die sogenannten „Hartz IV" Leistungen (Bellermann 2008, S. 125). Da das SGB III, anders als das SGB II, ausschließlich auf Erwerblose ausgelegt ist, wird hier in der Hauptsache das SGB III beschrieben.

Die wichtigsten Leistungen der GAV nach dem SGB III sind

- Beratung und Vermittlung,
- Leistungen um die Eingliederungsaussichten zu verbessern,
- Förderung der beruflichen Ausbildung,
- Förderung selbstständiger Tätigkeiten,
- Förderung beruflicher Weiterbildung,
- Förderung der Teilhabe behinderter Menschen am Erwerbsleben,
- Leistungen zum Erhalt und zur Schaffung von Arbeitsplätzen (Kurzarbeitergeld, Entgeltsicherung),
- Arbeitslosengeld,
- Insolvenzgeld

(Bellermann 2008, S. 127 und BMJ o.J.d, online).

Die Leistungen nach dem SGB III werden hauptsächlich aus den Beiträgen finanziert. Aus Steuermitteln wird ein Zuschuss gewährt. Seit 2007 wurden die Beiträge schrittweise von 6,5 % (Bellermann 2008, S. 136) auf heute 3,0 % gesenkt. Diese werden zur Hälfte vom Arbeitgeber und zur Hälfte vom Arbeitnehmer bezahlt (Deutsche Sozialversicherung o.J.d, online). Die Senkung resultiert vor allem aus der Abspaltung eines Teils der Arbeitslosenversicherungen hin zur Sozialversicherung in Bezug auf das vierte Gesetz über moderne Dienstleistungen am Arbeitsmarkt (Bellermann 2008, S. 136).

3.5 Gesetzliche Pflegeversicherung (GPV)

Die GPV wurde im Jahr 1995 relativ spät gegründet. Bereits in den 1970er Jahren wurde über den Begriff des „Pflegenotstands" debattiert. Der Begriff des Pflegenotstands bezeichnet dabei den Mangel an Pflegekräften in der Kranken- aber auch in der Altenpflege (Duden 2012, online).

Laut Bellermann wurden die Netzwerke zur häuslichen Pflege der Familien immer kleiner und gleichzeitig gab es mehr Angehörige die pflegebedürftig wurden. Die Gründe dafür finden sich in der veränderten Altersstruktur und dem damit verbundenen Anstieg chronischer Erkrankungen und Hochbetagtheit. Durch die vermehrte finanzielle Belastung der Familien durch die Pflege der Angehörigen wurden die Sozialkassen der Städte und Kommunen stärker belastet sobald die Familien selbst die Kosten nicht mehr tragen konnten. Nach Bellermann waren die Städte und Kommunen nach gewisser Zeit nicht mehr gewillt die hohen Sozialausgaben zu leisten und klagten. Diese Gründe gelten nach Bellermann als Hauptgründe für die Einführung einer Pflegeversicherung (Bellermann 2008, S. 183).

Wie bei der GKV sind in der GPV die Arbeitnehmer, Rentner, sowie deren Familienangehörigen versichert. So sind etwa 95 % der deutschen Bevölkerung gesetzlich pflegeversichert (Bellermann 2008, S. 184). Träger der GPV sind die Pflegekassen. Laut SGB XI § 46, Absatz (Abs.) 1 ist in jeder Krankenkasse eine Pflegekasse eingerichtet (BMJ o.J.d, online). Die Beitragsbemessungsgrenze der GPV liegt in den alten, sowie den neuen Bundesländern mit 3.825 Euro monatlich genauso hoch wie bei der GKV (Die Bundesregierung 2011, online). Die Versicherungspflichtgrenze liegt wie bei der GKV bei 4.237,50 Euro pro Monat (AOK-Bundesverband o.J., online)

Ein Grundsatz der GPV ist im SGB XI unter § 2, Abs. 1 festgehalten und besagt, dass „Die Leistungen der Pflegeversicherung [...] den Pflegebedürftigen helfen [sollen], trotz ihres Hilfebedarfs ein möglichst selbständiges und selbstbestimmtes Leben zu führen, das der Würde des Menschen entspricht." (BMJ o.J.d, online). Außerdem soll „auf die religiösen Bedürfnisse der Pflegebedürftigen" (BMJ o.J.d, online) Rücksicht genommen werden und es steht ihnen frei, freie Dienste oder die Dienste von Einrichtungen in Anspruch zu nehmen. Im Pflegegesetz ist ausdrücklich geschrieben, dass die GPV vorrangig die häusliche Pflege unterstützen soll (BMJ o.J.d, online). Generell werden jedoch auch die teilstationäre sowie die vollstationäre Pflege als Leistungen anerkannt. Außerdem gelten als Leistungen der GPV auch die Ausstattung mit technischen Hilfsmitteln und die Verbesserung des Wohnumfeldes. Diese Leistungen werden jedoch nicht in vollem Umfang übernommen, sondern nur anteilig mitfinanziert. Zur Einteilung der Sach- und Geldleistungen der Pflege wird in der GPV in drei Pflegestufen unterteilt. Die erste Stufe ist dabei die mit dem geringsten und die Stufe drei diejenige mit dem höchsten pflegerischen Aufwand. Finanziert wird die GPV durch die

Beiträge, welche wie bei den anderen Sozialversicherungen zur Hälfte vom Arbeitgeber und Arbeitnehmer entrichtet wird (Bellermann 2008, S. 186 f.). Zur Zeit liegt der Beitragssatz zur GPV bei 1,95 %. Kinderlose Versicherte müssen seit 2005 einen Aufschlag von 0,25 % bezahlen. Demnach liegt der Beitrag für kinderlose Versicherte zur Zeit bei 2,2 % (AOK o.J., online). Um die zusätzliche Ausgaben wieder aufzufangen bewirkten die Bundesländer die Streichung, des Buß- und Bettages als Feiertag (Bellermann 2008, S. 187).

4 Probleme und Zukunftsfähigkeit der Sozialversicherungen

Der demografische Wandel, also der Bevölkerungsrückgang bedingt durch sinkende Geburtenraten und einer steigenden Lebenserwartung, ist ein sich immer weiter verschärfendes Problem des gesamten deutschen Sozialversicherungssystems (Kaufmann 2005, S. 28). Es gibt jedoch auch andere, wie Christoph Butterwegge, der sich kritisch mit der Bedrohung des demografischen Wandels auseinandersetzt. Nach Butterwegge bringt der demografische Wandel auch positives für die Finanzierbarkeit der Sozialversicherungen mit sich, wie die Einsparungen durch wegfallende Kriegsopferversorgung oder sinkende Kosten für die Kinder- und Jugendhilfe. Nach Butterwegge müsste der deutsche Sozialstaat „entschlackt" werden um die hohen Lohnnebenkosten, die bedingt durch die Abgaben an die Sozialversicherungen zustande kommen zu senken und so den Wirtschaftsstandort Deutschland attraktiver gestalten zu können (Butterwegge 2012, S. 103 f.).

Trotzdem wir in den nächsten Jahren die Anzahl älterer Versicherter noch weiter zunehmen, weshalb der Druck auf die Finanzierung des Sozialversicherungssystems zunehmen wird (Bellermann 2008, S. 157).

4.1 Gesetzliche Krankenversicherung (GKV)

Kritik am System der GKV gibt es bereits seit einiger Zeit. Hauptpunkt ist dabei die stetige Ausgabensteigerung der Krankenkassen. Laut Bellermann sind die Gründe dafür, dass der versicherte Personenkreis von 1950 mit 75 % auf 2006 mit 85 % gestiegen ist.

Vor allem durch den Anstieg der Altersquote, bedingt durch den demografischen Wandel gibt es eine Zunahme der altersbedingten Erkrankungen in der Bevölkerung. Andere Gründe sind auch, dass durch den technischen Fortschritt die Geräte immer teurer werden und die Leistungen ausgebaut wurden. Seit 1990 gibt es jedoch keinen unverhältnismäßigen Anstieg der Ausgaben mehr (Bellermann 2008, S. 150 f.). Ein weiterer Kritikpunkt ist, dass es im

Gesundheitsbereich einen geringen Wettbewerb gibt, als in anderen Dienstleistungsbereichen. Dies ist jedoch sozialpolitische gewollt, da alle Leistungen ausreichend für alle Versicherten vorhanden sein müssen (Bellermann 2008, S. 153).

Nach Bellermann ist damit zu rechnen, dass einige Gesundheitsleistungen weiter aus dem Leistungskatalog der gesetzlichen Krankenversicherung ausgekoppelt werden oder zumindest stärker von den Versicherten mitbezahlt werden müssen. Zudem liegt die Zukunft laut Bellermann in der Schaffung von Versorgungszentren und Praxisnetzen, denn der ansteigende Kosten- und Konkurrenzdruck der Ärzte wird diese vermehrt zu führen Kooperationen mit Kollegen einzugehen. Dieser Kostendruck entsteht vor allem durch das veränderte Abrechnungssystem, der Fallpauschale (Bellermann 2008, S. 158).

4.2 Gesetzliche Unfallversicherung (GUV)

Kritisiert wird an der GUV von Bellermann vor allem die problematische Wahrnehmung von Berufskrankheiten und Unfällen. Außerdem ist deren Anerkennung als Berufskrankheit dadurch eingeschränkt. Die Bundesregierung listet im Jahr 2008 67 Berufskrankheiten. Durch dieses starre System werden die Leistungen für die Betroffenen nicht von der GUV übernommen, sondern auf andere Sozialversicherungen, wie die GKV abgeschoben und diese dadurch finanziell stärker belastet (Bellermann 2008, S. 181).

Zwar sind in den letzten 20 Jahren die Ausgaben der GUV angestiegen jedoch ist auch die Anzahl der Versicherten und im Gegenzug dazu die Einnahmen durch die Beiträge angestiegen. Das bedeutet, dass für die nähere Zukunft kein Grund zur Sorge besteht, dass die GUV in Finanzierungsnot kommen könnte. (Statistisches Bundesamt 2012, online).

4.3 Gesetzliche Rentenversicherung (GRV)

Im Jahr 2004 lag das Verhältnis von Beitragszahlern und Inanspruchnehmenden bei 1,4:1,0 das heißt, es kamen auf einen Bezieher 1,4 Beitragszahler, was als problematisch anzusehen ist (Bellermann 2008, S. 163). Das Nettorentenniveau vor Steuern, also das Rentenniveau bei dem bereits die Beiträge zur Sozialversicherung abgezogen wurden, verringerte sich seit 1970 diskontinuierlich um knapp 4 % (Deutsche Rentenversicherung Bund 2011, S. 238).

Vorausberechnungen der Bundesregierung zufolge wird das Nettorentenniveau bis zum Jahr 2022 um weitere 4 % fallen. Dafür werden vermutlich die Ansparsummen über die Riester-Rente so ansteigen, dass sich für die Rentenbezieher kaum ein Unterschied im

Gesamtversorgungsniveau zeigen wird (Die Bundesregierung 2008, S. 24). Der Rückgang des Nettorentenniveaus der GRV begründet sich auch darauf, dass die Rentenbezieher nicht mehr nur 27 % ihrer Rente für die Sozialversicherungen besteuern müssen, sondern der zu besteuernde Anteil von 2002 bis 2040 schrittweise auf 100 % erhöht wird (Bellermann 2008, S. 169). Ein weiteres Thema bei der Entlastung der GRV ist das Renteneintrittsalter. Je früher die Versicherten Rente beziehen, desto mehr wird dadurch die GRV belastet. Aus diesem Grund wurde die Möglichkeit der Frühverrentung seit 2001 immer mehr erschwert. Zum einen durch den Anstieg der Altersgrenze und zum anderen durch Abschläge bei Inanspruchnahme der Frühverrentung (Bellermann 2008, S. 168 f.).

Durch die immer größer werdende Finanzierungsprobleme der gesetzlichen Rente, vor allem in Hinblick auf den demografischen Wandel, wird es immer mehr zur Notwendigkeit auch privat für das Alter vorzusorgen. Im Gespräch ist zur Zeit eine Pflicht für eine zusätzliche private Rentenversicherung einzuführen (Bellermann 2008, S. 175).

4.4 Gesetzliche Arbeitslosenversicherung (GAV)

Durch die neue „Hartz IV" Gesetzgebung sollte die Arbeitslosenquote durch eine verbesserte Beratung und Vermittlung der Arbeitslosen langfristig gesenkt werden. Dieser Effekt trat jedoch nicht ein, wodurch auch kein Einspareffekt für die GAV zustande kam (Bellermann 2008, S. 137). Problematisch zu sehen ist ebenfalls die relativ hohe Zahl der Langzeitarbeitslosen, also diejenigen, die länger als ein Jahr arbeitslos sind. Mit längerer Dauer der Arbeitslosigkeit sinkt die Wahrscheinlichkeit eine neue Erwerbsarbeit zu finden und so steigt die Dauer der Bezüge (Bellermann 2008, S. 139). Besonders deutlich kommen die Schwächen des deutschen Sozialstaates bei der GAV zum Vorschein, wie die folgende Abbildung verdeutlicht.

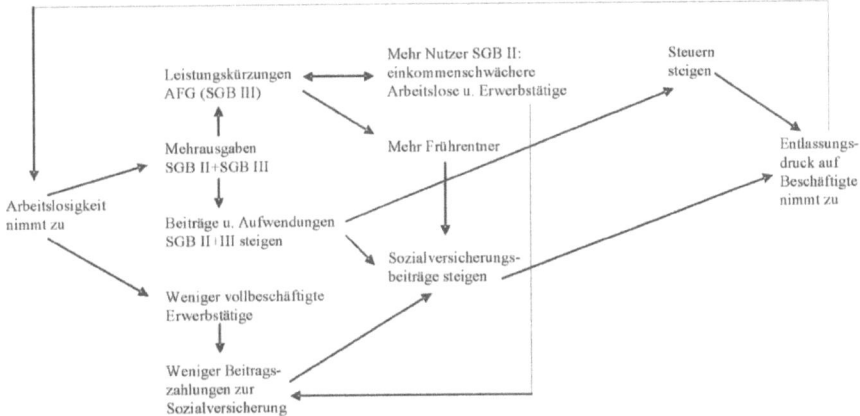

Abb. 3: Die Arbeitslosenfalle
Quelle: Bellermann 2008, S. 142

Der deutsche Sozialstaat ist mit seinen Sozialversicherungen idealerweise auf eine Vollbeschäftigung aller Arbeitsfähigen angewiesen. Ist dies nicht der Fall, müssen die Beiträge für die Sozialversicherungen erhöht werden, was auch zu einer finanziellen Mehrbelastung der Arbeitgeber führt und diese durch die gestiegen Abgaben dazu veranlassen kann Angestellte zu entlassen um den Kostendruck zu senken. Das erklärt, wie die Arbeitslosenfalle in Abb. 3 zu Stande kommt (Bellermann 2008, S. 141). Das heißt für die GAV, dass bei einer geringen Arbeitslosenquote die Finanzierbarkeit der Versicherung nicht gefährdet ist. Lediglich bei einer sinkenden Arbeitslosenquote wäre diese gefährdet.

4.5 Gesetzliche Pflegeversicherung (GPV)

Ein Kritikpunkt an der GPV ist, dass je höher die Pflegestufe desto größer auch die Differenz zwischen dem gehalten Pflegegeld und dem nötigen Aufwand. Bei vollstationärer Pflege deckt das Pflegegeld, laut Bellermann, im Schnitt die Hälfte des Aufwandes (Bellermann 2008, S. 187). Bellermann führt außerdem an, dass die Ablehnungsquote von Anträgen zur Einteilung in eine Pflegestufe von 1997 bis 2005 um ca. 14 % angestiegen sind. Dabei werden häufiger Einteilungen in Pflegestufe eins vorgenommen, jedoch weniger Einteilungen in Pflegestufe zwei oder drei (Bellermann 2008, S. 188 f.). Problematisch ist außerdem der Anstieg der Anzahl der Pflegebedürftigen in Deutschland. Während es im Jahr 1999, also vier Jahre nach Einführung der GPV, knapp 2,02 Mio. Pflegebedürftige gab, waren es im Jahr 2009 bereits knapp 2,34 Mio. Pflegebedürftige. Das entspricht einem Anstieg von ca. 16 %

(Statistisches Bundesamt 2011, S. 23 ff.). Außerdem zeigt sich in der Pflegestatistik eine deutliche Verschiebung, hin zur professionellen Pflege (Statistisches Bundesamt 2011, S. 6).

Durch den zu erwartenden Anstieg der Anzahl der Pflegebedürftigen in Deutschland ist davon auszugehen, dass die Pflegeversicherung in Finanzierungsnot gerät. Im Jahr 2006 konnte beispielsweise das Defizit alleine durch einen dreizehnten Beitrag ausgeglichen werden. Nach Rothgang ist das vor allem auf die schwache Einnahmenstruktur, als auf die gestiegene Ausgabenstruktur zurückzuführen (Rothgang 2007, S. 36 f.). In Zukunft jedoch wird es nach Rothgang auch zu verstärkten Ausgaben kommen, bedingt durch den Anstieg der Anzahl der Pflegebedürftigen. Ausgegangen wird davon, dass die Beiträge im Jahr 2040 nicht mehr bei ca. 2 % liegen werden sondern sich knapp verdoppeln werden auf 3-4 % (Rothgang 2007, S. 43). Abgesehen davon stellt sich die Frage ob die steigende Nachfrage von den Pflegediensten und Pflegeheimen hinreichend bedient werden kann (Bundesministerium für Gesundheit (BMG) 2012, online).

Um die Finanzierungsnot zu lösen ist, nach Rothgang, vor allem eine Kürzung der Pflegeleistungen nötig (Rothgang 2007, S. 43). Um das Problem des Pflegenotstandes zu lösen schlägt das BMG vor, den Pflegeberuf attraktiver zu gestalten. Das soll durch eine breiter angelegte Qualifizierung des Berufsbildes geschehen (BMG 2012, online).

5 Fazit

Otto von Bismarck hat mit seiner Sozialgesetzgebung im 19. Jhd. den entscheidenden Grundstein für das heutige Sozialversicherungssystem in Deutschland gelegt. Später durch die Pflege- und die Arbeitslosenversicherung ergänzt, bestehen heute fünf Sozialversicherungen. Die GKV, GUV, GRV, GAV und GPV. Doch der demografische Wandel und andere versicherungsspezifischen Probleme setzen das System unter Druck. Die Finanzierbarkeit der Sozialversicherungen ist, durch eine fehlende Vollbeschäftigung gefährdet.

In Zukunft werden die Deutschen vermehrt auf eigene Rücklagen bzw. private Versicherungen angewiesen sein, um wegfallende Leistungen der Sozialversicherungen abdecken zu können. Fraglich ist, ob die sozial Schwächeren der Gesellschaft sich diese zusätzliche private Absicherung leisten können oder ob diese nicht nach und nach an den Rand der Versorgung getrieben werden.

Abschließend kann festgehalten werden, dass die fünf deutsche Sozialversicherungen in ihrer Zukunftsfähigkeit zwar gefährdet sind, sich dies jedoch noch kaum auswirkt. Die

Auswirkungen werden vermutlich erst in einigen Jahren zu sehen sein. Aus diesem Grund ist es wichtig, dass die Sozialversicherungen weiter reformiert werden.

Literaturverzeichnis

AOK (o.J.): Beitragssätze 2012. In: http://www.aok-business.de/rheinland-pfalz-saarland/tools-service/beitraege-und-rechengroessen/beitragssaetze/ (11.06.2012)

AOK-Bundesverband (o.J.): Rechengrößen der Sozialversicherung 2012. In: http://www.aok-bv.de/zahlen/gesundheitswesen/index_00529.html (08.06.2012)

Bellermann, Martin (2008): Sozialpolitik. Eine Einführung für soziale Berufe. 5. aktualisierte Auflage. Freiburg im Breisgau.

BKK - Betriebskrankenkasse (2012): Fakten rund um die Krankenversicherung 2012. In: http://www.bkk.de/versicherte/haeufige-fragen/fakten-rund-um-ihre-krankenversicherung-2012/ (06.06.2012)

BMAS – Bundesministerium für Arbeit und Soziales (Hrsg.) (2011): Sozialbudget 2010. Bonn.

BMG – Bundesministerium für Gesundheit (2012): Pflegefachkräftemangel. In: http://www.bmg.bund.de/pflege/pflegekraefte/pflegefachkraeftemangel.html

BMJ – Bundesministerium der Justiz (o.J.)a: Sozialgesetzbuch (SGB) Fünftes Buch (V) – Gesetzliche Krankenversicherung. In: http://www.gesetze-im-internet.de/sgb_5/ (02.06.2012)

BMJ – Bundesministerium der Justiz (o.J.)b: Siebtes Buch Sozialgesetzbuch – Gesetzliche Unfallversicherung. In: http://www.gesetze-im-internet.de/sgb_7/ (02.06.2012)

BMJ – Bundesministerium der Justiz (o.J.)c: Sozialgesetzbuch (SGB) Sechstes Buch (VI) – Gesetzliche Rentenversicherung. In: http://www.gesetze-im-internet.de/sgb_6/ (08.06.2012)

BMJ – Bundesministerium der Justiz (o.J.)d: Sozialgesetzbuch (SGB) Drittes Buch (III) – Arbeitsförderung. In: http://www.gesetze-im-internet.de/sgb_3/index.html (13.06.2012)

BMJ – Bundesministerium der Justiz (o.J.)d: Sozialgesetzbuch (SGB) Elftes Buch (XI) – Soziale Pflegeversicherung. In: http://www.gesetze-im-internet.de/sgb_11/index.html (08.06.2012)

Butterwegge, Christoph (2012): Krise und Zukunft des Sozialstaates. 4., Überarbeitet und erweiterte Auflage. Wiesbaden.

DRV - Deutsche Rentenversicherung (2010): Rente mit 67. In: http://www.deutsche-rentenversicherung.de/sid_F7C5646A0B2EC7383614C6EA90C253B0.cae04/SharedDocs/de/Navigation/Rente/Rente_mit_67_node.html (06.06.2012)

DRV – Deutsche Rentenversicherung (2012): Entwicklung des Beitragssatzes in der allgemeinen Rentenversicherung. In: http://www.deutsche-rentenversicherung.de/DRV/de/Navigation/Deutsche_RV/Finanzen/Kennzahlen_Rechengroe%C3%9Fen/entwicklung_beitragssatz_node.html (08.06.2012)

DRV - Deutsche Rentenversicherung (o.J.)a: Aktueller Rentenwert. In: http://www.deutsche-rentenversicherung.de/SharedDocs/de/Inhalt/Servicebereich2/Lexikon/A/aktueller_rentenwert.html?nn=28144 (06.06.2012)

15

DRV – Deutsche Rentenversicherung (o.J.)b: Beitragsbemessungsgrenze (BBG). In: http://www.deutsche-rentenversicherung.de/nn_6480/SharedDocs/de/Inhalt/Servicebereich2/Lexikon/B/beitragsbemessungsgrenze.html (08.06.2012)

Deutsche Rentenversicherung Bund (Hrsg.) (2011): Rentenversicherung in Zeitreihen. Band 22. Berlin

Deutsche Sozialversicherung (o.J.)a: Soziale Sicherheit in Deutschland. In: http://www.deutsche-sozialversicherung.de/index.html (11.06.2012)

Deutsche Sozialversicherung (o.J.)b: Finanzierung. In: http://www.deutsche-sozialversicherung.de/de/rentenversicherung/finanzierung.html (11.06.2012)

Deutsche Sozialversicherung (o.J.)c: Geschichte. In: http://www.deutsche-sozialversicherung.de/de/arbeitslosenversicherung/geschichte.html (13.06.2012)

Deutsche Sozialversicherung (o.J.)d: Finanzierung. In: http://www.deutsche-sozialversicherung.de/de/arbeitslosenversicherung/finanzierung.html (13.06.2012)

Deutsche Sozialversicherung Europavertretung (o.J.): Deutsche Sozialversicherung. In: http://www.deutsche-sozialversicherung.de/index.html (23.05.2012)

Die Bundesregierung (2008): Deutscher Bundestag. 16. Wahlperiode. Unterrichtung durch die Bundesregierung. Drucksache 16/11060, o.O.

Die Bundesregierung (2011): Bundesrat beschließt neue Rechengrößen in der Sozialversicherung. In: http://www.bundesregierung.de/Content/DE/Artikel/2011/10/2011-10-05-sv-rechengroessen-2012.html (06.06.2012)

Döring, Diether (2004): Sozialstaat. Frankfurt am Main.

Duden (2012): Pflegenotstand, der . In: http://www.duden.de/rechtschreibung/Pflegenotstand (18.06.2012)

Kaufmann, Franz-Xaver (2005): Schrumpfende Gesellschaft – Vom Bevölkerungsrückgang und seinen Folgen. Frankfurt am Main.

Pilz, Frank (2004): Der Sozialstaat. Ausbau – Kontroverse – Umbau. Bundeszentrale für politische Bildung (Hrsg.). Schriftenreihe Band 452. Bonn

Rothgang, Heinz (2007): Was können wir über die Finanzierungsprobleme der Pflegeversicherung in Zukunft wissen?. In: Igl, Gerhard; Naegele, Gerhard; Hamdorf, Silke (Hrsg.) (2007): Reform der Pflegeversicherung – Auswirkungen auf die Pflegebedürftigen und die Pflegepersonen. Hamburg, S. 35-47.

Statistisches Bundesamt (Hrsg.) (2011): Pflegestatistik 2009. Pflege im Rahmen der Pflegeversicherung. Deutschlandergebnisse. Wiesbaden

Statistisches Bundesamt (Hrsg.) (2012): Wichtigste Zahlen aus der gesetzlichen Unfallversicherung. Gliederungsmerkmale: Jahre, Deutschland, Art der Unfallversicherung. In: http://www.gbe-bund.de/oowa921-install/servlet/oowa/aw92/dboowasys921.xwdevkit/xwd_init?gbe.isgbetol/xs_start_neu/&p_aid=i&p_aid=88712583&nummer=530&p_sprache=D&p_indsp=-&p_aid=65483907 (18.06.2012)

Unfallkasse Nord (o.J.): Gesetzliche (Unfall-) Versicherung. In: http://www.uk-nord.de/de/unfallkasse-nord/die-unfallkasse-nord/gesetzliche-unfallversicherung.html (30.05.2012)

Unfallkassen und Berufsgenossenschaften (o.J.): Ihre Beiträge zur gesetzlichen Unfallversicherung. In: http://www.dguv.de/wir-haften/beitraege/index.jsp (02.06.2012)

Verbraucherzentrale Berlin (Hrsg.) (2007): Freie Krankenkassenwahl. Berlin. In: http://www.verbraucherzentrale-berlin.de/vz/download/freie_krankenkassenwahl_2007.pdf (30.05.2012)